APPLICATIONS PHYSICO - CHIMIQUES.

DESCRIPTION ET USAGES

DE

PLUSIEURS APPAREILS

DÉPOSÉS AU MUSÉUM

DE LA SOCIÉTÉ ROYALE DE MÉDECINE DE PARIS.

DESCRIPTION

ET USAGES

DE

PLUSIEURS APPAREILS

DÉPOSÉS AU MUSÉUM

DE LA

FACULTÉ ROYALE DE MÉDECINE DE PARIS,

Travail honoré des encouragements de Son Excellence le
Secrétaire d'État Ministre de l'Intérieur ;

PAR BRIZÉ-FRADIN,

MEMBRE DE PLUSIEURS SOCIÉTÉS SAVANTES.

A PARIS,

Chez PATRIS, rue de la Colombe, n° 4, quai de la Cité ;
Et chez l'AUTEUR, rue de Bourbon, faubourg Saint-Ger-
main, n° 73.

1818.

L'appareil fumigatoire inodore;

L'appareil simplifié pour les bains locaux de vapeur, etc., etc. ;

Se trouvent au domicile de l'Auteur, rue de Bourbon, faubourg Saint - Germain, n° 73, et dans les établissements de bains de vapeur, rue des Prouvaires, n° 34, et rue Sainte-Anne, n° 17, dirigés par le docteur Pajot-Laforêt.

ANNONCE.

Ouvrage du même auteur, prêt à paraître.

Manuel des secours publics : préservatifs contre l'incendie, les naufrages, la foudre, l'asphyxie, etc.

Ouvrage imprimé.

Chimie pneumatique, 1 vol. in-8°, huit planches ; se vend chez l'auteur, rue de Bourbon, n° 73.

DESCRIPTION ET USAGES

DE

PLUSIEURS APPAREILS

DEPOSÉS AU MUSÉUM

DE LA SOCIÉTÉ ROYALE DE MÉDECINE DE PARIS.

PREMIÈRE PARTIE.

QUAND une foule d'ouvriers, chargés de services pénibles et indispensables, sont, par la nature de leurs professions, exposés à la mort ou à des maladies cruelles, on ne peut trop admirer la marche de l'esprit humain, occupé de dissiper le mal.

Dans ces temps de lumières où nous sommes, un heureux accord s'est formé entre toutes les connaissances précieuses pour la société.

La science médicale a caractérisé les accidents, les asphyxies, occasionnés par les gaz délétères connus ; elle a indiqué les traitements efficaces.

La chimie moderne, soumettant à l'analyse

ces diverses vapeurs nuisibles, prévient le mal au lieu de le guérir; elle oppose à ces miasmes les propriétés connues des réactifs.

Si la chimie préservative est impuissante pour empêcher les effets meurtriers de l'inflammation du gaz hydrogène, le génie de la mécanique offre sa puissance auxiliaire, crée des ressources, et par des combinaisons savantes et ingénieuses, il détruit des obstacles regardés comme insurmontables.

Cette petite partie de mon travail que je fais paraître, est le fruit de mes assiduités aux amphithéâtres et dans les laboratoires des savants distingués de la capitale. Les points importants de physiologie, de doctrine pneumatique, sont développés dans plusieurs ouvrages préparatoires publiés depuis dix ans.

Ce travail, épuré par le temps, dirigé vers des points plus fixes, mieux déterminés, est appuyé par l'observation, le calcul, l'expérience.

J'ai fait très-scrupuleusement la part de la technologie; j'ai cité très-peu de faits essentiellement liés au système général préservatif qui m'occupe depuis long-temps. Comme mon idée principale est d'éviter les effets délétères, je parviens à ce but par la méthode d'aspiration modifiée selon les circonstances. Je propose: 1° la ventilation forcée par le feu, en cas de peste; 2° l'action des soufflets pour obtenir la fumigation inodore ; 3° le mécanisme de la respiration dans deux cas nécessaires. Sans doute le principe est extrêmement familier ; mais la nouveauté consiste dans l'application utile.

Avant d'indiquer la ventilation forcée par le feu, comme préservatif de la peste, il convient de définir le fléau.

On présume que la peste est un virus odorant essentiellement expansif, destructeur, d'origine mystérieuse. Dès que l'exhalaison putride , considérée comme ammoniacale, est suspendue dans l'espace, on croit qu'elle produit un effet analogue à celui de l'hydrogène sulfuré pur et ammoniacal ; les principes constitutifs de l'air atmosphérique sont altérés, la *surazotation* est déterminée. Bientôt la partie vitale respirable est changée en un poison aérien qui peut être proportionnel au poids et au volume de la déperdition journalière du sujet infecté. Entraînés par l'action du vent, ces miasmes dilatés divergent, se propagent dans une progression effrayante, inconnue. Ces miasmes glissent sur les métaux, s'attachent au fil, à la soie, à la laine, au poil ; ils sont détruits par la combustion, le froid intense, par les acides et le vinaigre concentré.

Quand la contagion éclate, il est urgent de la resserrer dans d'étroites limites ; l'économie des lois sanitaires repose sur cette nécessité. Citons les faits les moins éloignés ; apprenons à éviter les malheurs de l'imprévoyance.

En 1770, un dissecteur d'anatomie de Moscow est atteint de la peste ; communiquée à deux infirmiers, elle est fatale à onze personnes. Au 11 mars, la contagion éclate dans le grand atelier des habillements militaires. Dans cette grave circonstance, le docteur Mertens développa l'élévation d'âme jointe à une grande force de génie. Par suite de dispositions sages et prévoyantes, la contagion cantonnée sur tous les points, ne peut étendre ses ravages.

Mais un fléau moral imprévu, vient aggraver et propager le mal physique. Des êtres, aveuglés par un faux zèle, méprisant la voix de la raison, l'autorité de la religion, se plaignent de la désertion des lieux sacrés ; des opinions de vengeances célestes, des idées de prédestination, circulent, échauffent les esprits ; on s'exalte, on s'irrite ; la révolte éclate, les lois sanitaires sont violées ; la multitude saine est en rapport avec les malades et les suspects ; on se félicite, on s'embrasse..... C'en est fait, la contagion communiquée se propage avec fureur ; on reconnaît trop tard le danger de la violation des lois conservatrices : Moscow, cette cité vaste, n'est plus qu'un immense lazaret ; cent mille victimes sont détruites par le fléau.

Quand on parle de la peste de Marseille, en 1720, il faut signaler la vraie source d'une épouvantable dévastation. Chirac, premier médecin du duc d'Orléans, appuyé sur l'influence inséparable de sa place, voulut régenter la médecine. Il est avéré par le témoignage des écrivains contemporains, qu'il se précipita dans des écarts de doctrine funeste. Il fit croire au prince, aux magistrats, an public, que la peste était imaginaire; des actes authentiques qui caractérisaient le fléau, furent considérés comme des moyens d'imposture et d'alarmes. Les rues de Marseille étaient jonchées de cadavres, ou encombrées de mourants implorant vainement les secours de l'art, quand Chirac, paisible au fond du palais des Tuileries, à deux cents lieues du grand foyer d'infection, dépêchait ses courriers, porteurs d'ordonnances et de formules médicales, exécutoires sous peine de désobéissance. Les écrits, les monuments propres à retracer les causes du fléau, furent prohibés, détruits par ordre du premier médecin, à qui seul appartenait le privilége de publier officiellement ses instructions. Mais la vérité se fit jour à travers le temps. Bertrand, savant modeste, témoin impartial, a tracé d'une main ferme et fidèle l'origine, les symptômes, les progrès d'un fléau dont l'idée seule fit frémir le prince, les Français et les étrangers.

Je me suis renfermé dans ces deux faits, bien suffisants pour prouver la nécessité de détruire la contagion naissante; je me hâte d'arriver au moyen préservatif essentiellent neuf quant à l'application.

DESCRIPTION

D'un petit lazaret anti-contagieux s'assainis-
sant de lui-même par voie d'aspiration.

En 1814, la société d'encouragement de Londres a proposé un prix pour la meilleure méthode
d'assainissement des hôpitaux, etc. Quand la ci-
vilisation élève les sciences à un degré éminent,
la technologie, marchant sur la ligne parallèle,
et s'occupant de moyens organiques., satisfait facilement à ces questions d'utilité publique.

Il est bien avéré que le seul moyen d'assainissement est la ventilation forcée par le feu. Cette
idée simple, abandonnée long-temps, s'offrait
d'elle-même dans l'incendie de nos cheminées :
quand la suie, engorgeant ces longs tuyaux, est
en pleine combustion, on entend un roulement,
un sifflement considérables, qui indiquent la rapidité du torrent aériforme.

Cette intensité du calorique fut appliquée par
les premiers alchimistes ; en cherchant la chimé-
rique pierre philosophale, ils ont trouvé les fourneaux d'appel.

La ventilation forcée est depuis long-temps en
usage dans les mines ; elle a remplacé le ventilateur de Désaglier. 200 livres de charbon, placées
dans un fourneau, suffisent pour entraîner le gaz

hydrogène des mines à une distance de plus de cent toises. On vient de l'employer pour assainir le théâtre de Londres.

Voici l'aperçu du mécanisme employé. On place à l'extrémité de la salle, ou dans les combles, un grand poèle ventilateur ; l'air qui doit entretenir la combustion, est attiré à travers les embouchures, distribuées vers divers points de l'amphithéâtre et des loges. Ce vaste appareil pneumatique, formant une ramification étendue, entraîne à travers ces canaux l'acide carbonique, dégagé et noyé dans le courant. L'enceinte, par ce moyen, se trouve dans un état permanent de salubrité.

Suivons la maxime de Sénèque : *Améliorons les découvertes de nos prédécesseurs.* Je vais donc retracer l'application d'un principe bien connu, et décrire un petit lazaret dont le plan-relief est joint au présent mémoire. Sa longueur est de 54 pieds, sa largeur est de 8, et sa hauteur est de 12 ; ce qui produit une capacité de 5184 pieds cubes. Au fond, hors du bâtiment, est un poèle ventilateur contenant 120 livres de combustible ; à l'extrémité opposée est un tuyau en tôle, d'une longueur de 5 pieds, dont l'embouchure est de 10 pouces, traversant le mur, et destiné au passage de l'air qui doit entretenir la combustion. Il peut être remplacé par le vadi-stas.

Les fenêtres, la double porte, celle de l'entrée principale, celle du tambour, sont bien fermées par des bandes de papier et des bourrelets; car c'est de la bonne clôture que dépend tout le succès de l'aspiration. Quand le combustible est animé, l'air ambiant, attiré par le poêle, traverse la salle; il peut être renouvelé après neuf minutes.

Cet air est facilement imprégné d'oxide muriatique oxigéné. A cet effet on place hors de l'enceinte et dans l'intérieur du tuyau-ventouse, le col d'un appareil désinfecteur à chaud, en observant que, pour six lits, la dose des substances est de 4 onces pour chaque fumigation, durant une demi-heure, à feu doux.

Le courant d'air établi par la combustion entraîne l'acide muriatique oxigéné gazeux. Par ce procédé simple, le lazaret s'assainit de lui-même.

En cas de peste naissante, cette méthode offre deux avantages notables : le courant d'air imprégné du gaz désinfecteur, saisit dans son passage les miasmes contagieux; tous les produits de l'aspiration sout dirigés vers la base du grand foyer; la contagion est mieux concentrée; les miasmes détruits ne peuvent plus être entraînés dans l'espace extérieur par la ventilation.

Afin que le gaz acide muriatique oxigéné soit disséminé plus également, on place à trois pieds du mur une cloison percée de petits trous, comme un crible : l'air ambiant est projeté dans l'espace dans un état plus rapproché de la fusion.

Cette méthode peut être appliquée aux écuries, aux bergeries, dans les cas déterminés par MM. les inspecteurs généraux vétérinaires, et dans d'autres circonstances.

On a pu remarquer dans toutes les précédentes dissertations, que la doctrine préservative est plus avancée que la science d'observation des gaz délétères. Il reste à fixer, par des expériences endiométriques, les causes générales et particulières de l'altération et de la surazotation, tâche délicate, difficile et périlleuse.

L'examen du petit lazaret fait naître deux questions :

1° Dans quel espace de temps l'air est-il renouvelé ?

2° Tous les miasmes putrides sont-ils détruits par le feu ?

Première question.

Déterminons les trois dimensions du lazaret :

Longueur . . . . 54 pieds.
Largeur 8
Hauteur 12
Produits des facteurs . . . 5184 pieds cubes.

Cette mesure fixée, on peut indiquer la vitesse du courant et le temps du renouvellement, d'une manière approximative.

Pour établir comparaison entre la dépense d'air et le produit des fourneaux, retraçons sommairement les expériences faites en Allemagne et en France, consignées dans l'ouvrage de Marscher, et rapportées dans la *Sidérotechnie*.

Il a été observé que le point d'intensité de la température, au maximum, est près de la grille. L'action de l'oxigène s'exerce dans toute son énergie sur toute l'étendue de la lame inférieure, s'interpose dans toutes les fissures du combustible, qu'il creuse jusqu'à incinération ; il s'élance ensuite à travers les couches parallèles, suivant la loi de progression géométrique décroissante. Dans cette impulsion, l'air reçoit le premier degré de saturation d'acide carbonique, qui tend à se reproduire dans une progression ascendante.

Il est évident qu'à la surface supérieure, l'air supersaturé d'azote, d'acide carbonique, est sans activité : la proportion oxigénante diminue quand les deux combinaisons augmentent en masse, en volume.

Néanmoins cette loi de déperdition, sensible dans les hauts fourneaux, produit des effets proportionnels dans les poëles où le combustible peut être placé sur une plus grande surface, avec une petite hauteur.

Dans la combustion, des modifications nombreuses se présentent ; tels sont le poids de l'atmosphère, son état hygrométrique, la température des couches, l'effet des parois réflecteurs, la température à l'issue supérieure.

Pour éviter toute erreur notable au milieu de ces causes si variables, il faut s'en rapporter à l'usage, qui est l'ultimatum des discussions ; il faut s'en rapporter aux tables dressées par le savant Marscher. D'après la moyenne proportionnelle, 120 livres de combustible peuvent produire 576 pieds cubes d'air en une minute ; d'où il résulte que le lazaret, contenant 5184 pieds cubes, pourra être renouvelé en neuf minutes.

Cette règle, établie par le docteur allemand, est loin d'être invariable ; on sait que l'activité de la combustion est en rapport avec l'état des faisceaux ligneux. Les alumettes, les lames en copeaux, brûlent avec la rapidité de la paille, tandis que les bûches sont consumées avec lenteur ; d'où il résulte que l'air pourra être renouvelé beaucoup plus promptement.

La combustion peut être activée par les fourneaux d'appel construits d'après la méthode de M. Darcet. Quand ces fourneaux sont placés près du foyer de la cheminée dont on se propose d'augmenter l'activité, le tirage est favorisé par les procédés indiqués sommairement, planche première, figure 2.

a. Tuyau passant sous la grille *b* ;

c. Grand tuyau d'issue qui doit s'élever au

tiers de la cheminée, d'après les expériences faites par l'auteur de ces fourneaux salubres.

2° Les miasmes putrides sont-ils consumés par le feu ?

Il a été répondu à cette seconde question d'une manière affirmative. Le soufre, l'ammoniaque, les parties huileuses, volatiles, toutes les exhalaisons malsaines, unies à l'hydrogène, sont éminemment combustibles. Les anciens avaient soin d'allumer de grands bûchers autour des enceintes où régnait la contagion. Cet agent peut être combiné avec l'effet de l'acide muriatique oxigéné gazeux.

Supposons que les miasmes aient échappé à l'acide muriatique oxigéné ; il est évident que le millième de l'air ambiant viendra frapper la portion du foyer la plus active, et sera dévoré au premier contact.

Supposons encore que ces miasmes soient surabondants, fortement échauffés par les parois, ils seraient détruits à l'extrémité supérieure du tuyau d'issue.

Rappelons ici que l'hydrogène carboné, produit de la combustion, s'enflamme spontanément en rencontrant l'oxigène de l'air atmosphérique à la partie supérieure du tuyau d'issue. Ce phénomène est rendu sensible par une flamme grande, vive, et que nous voyons briller au-dessus des fourneaux des potiers et des fabricants de porcelaine de la rue de la Roquette.

Comme on a besoin d'appaiser la température des hôpitaux dans ces climats brûlants où la glace naturelle est difficile à obtenir, je vais retracer l'ingénieuse méthode de Leslie. La congélation de l'eau a lieu dans le vide, en employant l'acide sulfurique comme absorbant. On emploie deux capsules : l'une contient l'eau, l'autre l'acide sulfurique ; une partie de l'eau se réduit en vapeurs absorbées par l'acide, et remplacée à mesure par une autre portion : celle qui se formera produira du froid, celle qui se condensera produira de la chaleur ; tandis que l'eau se refroidira, l'acide devra s'échauffer.

On peut éviter la dépense d'une machine pneumatique, et faire le vide en condensant avec l'eau froide la vapeur aqueuse, aussitôt que l'appareil a été purgé de son air atmosphérique, en employant une méthode simple : il faut avoir soin de placer sur les deux capsules des couvercles ou soupapes à coulisses, mises en jeu par une clé dont la tige est serrée contre du cuir, et dont l'anneau est au-dehors. On obtiendra ainsi, à peu de frais, une grande quantité de glace artificielle.

Voyez figure deuxième, planche première.

a. Lazaret.

b. Poële ventilateur.

c. Appareil désinfecteur.

Remarque.

On m'a observé avec beaucoup de justesse que la description du petit Lazaret anti-contagieux pouvait offrir une idée simple, une découverte utile, mais essentiellement inexécutable en France. Je conçois la difficulté de transformer en lazarets nos hôpitaux civils et militaires, surtout quand nos institutions sanitaires nous mettent à l'abri de ce fléau redoutable. La ventilation forcée est donc seulement applicable dans ces contrées éloignées où la peste et la fièvre jaune exercent continuellement leurs ravages; la ventilation ne peut être proposée parmi nous que comme moyen de prévoyance générale.

D'ailleurs les médecins français ont montré qu'ils savaient braver la contagion. On se rappèle qu'à Jaffa, le docteur Desgenettes déploya un genre d'intrépidité inconnue jusqu'alors. Il osa s'inoculer la peste à la tête du camp; ce dévouement magnanime inspira la confiance générale, affermit l'état moral de l'armée, et sauva des milliers de Français forcés de résister aux calamités d'une guerre lointaine, aux ardeurs du climat, à la fureur de la contagion.

Si l'on exige de moi des observations directes faites dans les salles d'hôpitaux habités par des pestiférés, on me réduit donc à l'impossible; où sont mes titres, où sont mes qualités pour pro-

voquer de semblables expériences que la police
etrangère peut seule autoriser et accréditer ?

J'ai donc dû me borner à offrir une évidence
de fait qui me concerne. J'ai proposé la ventilation forcée, appliquée à l'art de guérir avec confiance parce que je l'ai tentée avec un succès
complet constaté par une guérison radicale.

Expérience personnelle.

En 1811, je fus attaqué d'un rhumatisme aigu
du bras droit ; j'éprouvai pendant 8 mois des
douleurs opiniâtres, insupportables ; les frictions,
les ventouses, les vésicatoires furent employés
inutilement. M. le docteur Dupuitrin indiqua les
fumigations aromatiques, les bains d'hydro - sulfure de potasse liquide. Il était important de
ménager les forces du corps épuisées, et d'appli-
quer le remède à la seule partie qui était affectée.

La nécessité où j'étais de me délivrer d'une
douleur aussi cruelle, m'inspira les moyens efficaces d'exécuter l'ordonnance du médecin ; elle
me fournit l'occasion de simplifier l'appareil fumigatoire , le fourneau d'*appel* , en consultant
les lois communes de la combustion.

Description.

Voyez la figure troisième de la planche première.

A représente une enveloppe en maroquin ,

2

semblable à celle employée communément dans les bains fumigatoires construits par M. Darcet; elle couvre les bras, la tête, se termine au milieu du corps, elle est fixée sur les serviettes par des bandes de cuirs à coulisses;

B. Matras attaché à un petit trépied vissé sur la table ;

C. Bouchon pour former le vase évaporatoire.

D. Quinquet, ou lampe de Carcel pour l'ébullition, remplaçant les petits fourneaux avec avantage, parce que l'effet du calorique est interrompu rapidement et à volonté.

E. Tuyaux mobiles recouverts en toile et en cuir ; une extrémité part du vase évaporatoire, conduit la vapeur dans l'intérieur de l'enveloppe où elle agit sur les parties laissées à découvert ; l'autre extrémité est le canal d'issue placé, *ad libitum,* à une cheminée, au tuyau d'un poële allumé.

F exprime une boîte carrée, garnie en tôle, renfermant un quinquet en activité, et tirant l'oxigène par une petite ouverture au dehors, entraînant dans le courant la vapeur déjà excitée par le calorique, ou l'air amotsphérique introduit au besoin pour régler la température.

Cette idée si simple a été depuis long-temps indiquée comme moyen d'assainissement dans une foule de cas où les fourneaux d'appel ne peuvent être employés.

Je me permets, dans l'intérêt de l'humanité, de recommander très-instamment cet appareil salubre dans les enceintes étroites des bâtiments de mer, dans les cachots, dans tous les lieux où les fourneaux ventilateurs sont inexécutables.

Il est très-facile de suspendre la boîte à quinquet, et de lui conserver, comme à la boussole, une exacte et permanente perpendicularité, de la préserver du mouvement oscillatoire du bâtiment.

Si des difficultés qui paraissaient insurmontables sont applanies, si le procédé d'appel peut être employé sans danger, sans obstacle, que d'avantages précieux ! L'air peut être continuellement renouvelé dans les petits espaces occupés par les malades ; le courant entraînera les miasmes, l'acide muriatique oxigéné gazeux, produira tous les effets naturels, nécessaires et décisifs, indiqués dans la description du petit lazaret, parce qu'ils se rattachent au phénomène connu.

Comme dans les applications et les calculs il faut toujours chercher des unités, des termes de comparaison, j'observerai que la lampe du sieur Carcel, généralement adoptée en France et à l'étranger, a un produit double du quinquet ordinaire. Son effet dynamique est représenté par un poids d'une once, élevé à six lignes de hauteur en onze secondes ; la dépense d'air atmosphérique est évaluée un pied cube par seconde. Cette vitesse est due à la supériorité de son organisation.

Bain local et portatif.

Il me reste à décrire la méthode employée pour exécuter la seconde partie de l'ordonnance du docteur, qui m'avait prescrit le bain d'hydro-sulfure de potasse liquide.

Il fallait éviter de plonger tout le corps.

J'ai conçu et expliqué le bain par le procédé décrit à la planche première, fig. 4.

a. Enveloppe en soie imperméable, recouvrant une chaussé en laine de même forme, de même dimension ; elle est fixée à l'extrémité du bras par la cire à scellé.

b est une ouverture fermée par une virole vissée ; c'est par cette issue que la liqueur du bain fut introduite. La première solution était ainsi composée : 4 parties d'hydro-sulfure de potasse ; 1 de sulfure de potasse ; 4 de sulfure de chaux ; 2 d'eau commune. Ce mélange formait en poids la deux millième partie du bain. J'avais la facilité d'agir, et même celle de sortir dans les beaux jours d'été, ayant le bras plongé dans ce bain local portatif d'eau de Barège artificielle. Au bout de quatre jours, il s'établit dans cette partie souffrante une sorte de stupeur suivie d'un prurit, signe de ma délivrance. Ma preuve consiste dans l'état de souplesse de mon bras, dans l'entière disparition du mal.

SECONDE PARTIE.

Méthode d'aspiration par la voie respiratoire.

RAPPORT A LA SOCIÉTÉ DE LA FACULTÉ,

Sur un appareil propre à empêcher les ouvriers qui travaillent sur les métaux, d'être incommodés par la poussière ou les vapeurs métalliques, par M. Brizé-Fradin, membre des académies de Bordeaux, d'Orléans, etc.

La société nous a chargés dans sa séance du 9 décembre, d'examiner un appareil présenté par M. Brizé Fradin; et qu'il affirme être propre à préserver les ouvriers qui travaillent sur les métaux, des poussières ou vapeurs, qui émanent de ces substances pendant leur travail, ainsi que de toute autre vapeur malfaisante.

L'appareil consiste dans une boëte en ferblanc, cylindrique ou carrée, percée en dessus et en dessous; au trou supérieur est adapté un tube à verre recourbé, propre à mettre dans la bouche; celui de dessous qui reste ouvert est plus grand, et sert à y introduire du coton dont on emplit la boëte; l'appareil est pourvu de deux cordons latéraux, qui servent à joindre la partie supérieure de la poitrine, en leur faisant faire un tour circulaire autour du corps; il faut que cet appareil soit assez élevé, pour que le tube de verre puisse facilement se placer dans la bouche : alors l'ouvrier qui se trouve dans une atmosphère de vapeurs malfaisantes, respire par le tube du verre, après avoir préalablement introduit une boulette de coton dans chaque narine; l'air atmosphérique passe dans sa bouche, dépouillé des vapeurs nuisibles qui restent dans le coton, qu'on a soin de mouiller pour plus d'efficacité. Lorsqu'on a besoin d'expirer, on jète l'air impropre et on replace sa bouche au tube, et ainsi de suite, jusqu'à ce qu'on ait fini de travailler sur les substances dont les vapeurs sont pernicieuses.

M. Brizé-Fradin a, devant nous, fait volatiliser du mercure dans un creuset; son appareil a été exposé au dessus des vapeurs, il a respiré par le tube de verre, et après l'opération, nous avons trouvé des molécules de mercure dans le coton; une pièce d'or que nous y avons placée, a été blanchie par ce métal.

L'auteur de cet appareil a respiré ensuite, des vapeurs d'acide muriatique oxigéné, en imbibant le coton, contenu dans la machine, d'ammoniaque liquide; il n'en a éprouvé aucun mauvais effet; l'un de nous a respiré les mêmes vapeurs de la même manière, et a affirmé, qu'on n'éprouvait nullement leur effet irritant et suffoquant, l'air paraissait absolument de l'air atmosphérique.

Nous pensons que l'appareil présenté par M. Brizé-Fradin, peut convenir pour le but qu'il se propose; nous le croyons surtout propre à préserver les doreurs sur métaux de l'absorption du mercure, par les voies de la respiration, et par là de les rendre moins susceptibles de contracter le tremblement qui leur est particulier, et qui a été décrit par l'un de nous. Nous disons moins susceptibles, parceque il y a toujours une certaine quantité de mercure, absorbé par la peau. Notre opinion relativement aux vapeurs gazeuses, telles que celles de l'acide muriatique oxigéné, est que cet appareil n'en peut préserver, si on n'a pas un réactif capable de les corriger, imbibé dans le coton. Tel est l'ammoniaque pour les vapeurs citées; nous croyons pourtant que l'appareil de M. Brizé-Fradin ne peut convenir que pour les travaux de peu de durée, parce que son usage pourrait fatiguer, par la gène qu'il apporte à s'en servir. Mais dans les courts travaux, ce procédé peut être avantageux, et nous engageons les personnes qui travaillent au milieu d'une atmosphère délétère, soit métallique, soit gazeuse, à s'en servir.

Nous concluons, à ce que M. Brizé-Fradin soit rémercié, au nom de la société, de la communication qu'il a bien voulu lui faire; à ce qu'un

modèle de son appareil, qu'il offre pour la collection de la faculté, soit accepté; et à ce que l'on
insère copie ou extrait de ce rapport, dans le
bulletin de nos travaux.

Pour copie conforme : C. Duméril.

NOUVELLES APPLICATIONS

DU

TUBE RESPIRATOIRE PERFECTIONNÉ.

On sait que, chez les Orientaux et les Africains, les esclaves chargés de la sépulture des
pestiférés, ont la précaution de se frictionner
avec l'huile, et de tremper leurs bras et leurs
mains dans le goudron. D'autres préservatifs sont
indispensables : on a besoin de conserver ceux
qui dans le péril sont aux avant-postes. Les préposés aux sépultures doivent être couverts de
vêtements imperméables, confectionnés avec la
toile du sieur Desquinnemare.

Le tube respiratoire peut être maintenant employé pendant la durée des longs travaux ; il est
muni d'une embouchure large qui enveloppe les
organes respiratoires ; l'acte d'expiration est facilité par le jeu d'une soupape qui s'ouvre dans la
courte durée de l'abaissement du diaphragme.
Ces additions indispensables ont été faites au

tube respiratoire déposé au muséum de la faculté royale de médecine.

Voyez planche II, fig. 1.

Le même appareil peut être employé comme préservatif contre les émanations métalliques, dans les mines de mercure.

En multipliant nos besoins et nos jouissances, nous avons augmenté la somme des maux qui pèsent sur la société. Qui le croirait? suivant les observations et les calculs de M. le docteur Mérat, on compte cinquante professions dans lesquelles les ouvriers sont exposés à la seule colique métallique.

Sans doute les fourneaux d'appel viènent d'être appliqués avec le plus grand succès aux ateliers des doreurs; néanmoins on est forcé de convenir que le système préservatif contre les émanations métalliques, doit nécessairement embrasser une plus grande étendue. Ne sait-on pas que des dangers réels, permanents, existent dans les mines? ils appèlent instamment la sollicitude des observateurs, et quand toutes les ressources de la technologie sont impuissantes, il est utile de pourvoir à l'insuffisance des procédés connus.

Dans ces vastes ateliers de la nature, le mercure à l'état d'évaporation continue èst si dangereux, qu'il opère rapidement la lésion des mouvements musculaires; il pénètre par les pores, et plus abondamment par les voies respiratoires.

Les ouvriers en sont tellement imprégnés, qu'ils ternissent l'or et l'argent au seul contact ; à peine parvièuent-ils à quarante ans. Cette vie, abrégée par la nature des travaux, est un long et pénible supplice.

Une partie du mal peut être prévenue par l'usage des vètements imperméables, qui interdiront la pénétration par les pores.

Il est maintenant extrêmement facile d'empêcher l'introduction du mercure par les voies respiratoires ; il suffit de mettre à profit le mécanisme de la respiration, d'avoir égard à l'affinité du mercure pour l'or et l'argent, de considérer que ce liquide métallique très-pesant, passe subitement de l'état d'arome à la condensation par la présence de l'eau froide.

En bornant l'usage du tube respiratoire à la sépulture des pestiférés, aux travaux dans les mines mercurielles, j'ai considéré que les individus livrés à ces services pénibles, sont soumis à des autorités qui peuvent seules les forcer à employer ces instruments préservatifs. On les proposerait bien vainement aux personnes exposées aux poussières, aux vapeurs dangereuses, dans des travaux à air libre, où les fourneaux d'appel sont absolument inapplicables. Ces ouvriers indifférents aiment mieux contracter une maladie qu'une habitude salutaire. Récemment il a fallu l'intervention de la police pour forcer les doreurs à assainir leurs ateliers par une méthode bien simple. Grâces soient rendues à M. Ravrio ! en encourageànt des succès décisifs, il a bien mérité de l'humanité ; de nombreux ouvriers sont conservés à l'industrie, et nos salles d'hôpitaux ne retentiront plus des gémissements poussés par les victimes de la colique métallique.

~~~~~~

TROISIÈME PARTIE.

Méthode d'aspiration par le mécanisme des soufflets.

On connaît l'action mécanique du gaz désinfecteur ; ses molécules saisissent tous les points de la sphère contagieuse, par voie d'interposition. Les substances de la combinaison chimique, adhérant faiblement, perdent subitement leur équilibre ; au premier contact, l'oxigène de l'acide muriatique oxigéné s'empare de l'hydrogène uni à l'ammoniaque : l'hydro-muriatique est formé, l'azote reste à nu.

Dans la fumigation surabondante, des obstacles graves se présentent : en opérant auprès du malade, il faut éviter les effets irritants et très-dangereux du gaz. Le but est atteint avec succès par l'usage d'un appareil dont l'organisation est décrite en la planche II, fig. 2.

a représente un soufflet contenant 4 pieds cubes.

b exprime un réservoir fermé dans lequel l'acide muriatique oxigéné gazeux est en émanation.

c est un matras contenant 4 onces de mélange désinfecteur.
~~~~~~

L'air contagieux étant aspiré par le soufflet *A*, est mis en contact avec le gaz désinfecteur en *B*. L'hydro-muriatique est formé ; s'il y a excédent d'acide muriatique oxigéné, il est refoulé dans la pile chimique exprimée par *D* ; il est absorbé par l'ammoniaque liquide employé en poids quadruple, parce qu'il contient trois parties d'hydrogène et une d'azote.

L'eau contenue dans les couches supérieures étant à la température de 20 degrés à la pression de 28 pouces de mercure, dissout quatre cent soixante-quatre fois son volume de gaz acide hydro-chlorique, ou soixante-dix-sept centièmes de son poids, circonstance qui contribue à l'état inodore de l'air.

Cet appareil peut servir pour restituer à l'azote l'oxigène absorbé.

Dès que le muriate suroxigéné de potasse est renfermé dans le matras, il dégage un tiers de son poids d'air vital à feu modéré ; quinze minutes suffisent pour obtenir l'air vital adhérent faiblement. Il est facile alors, par l'action continue du soufflet, de revivifier l'air appauvri.

APPLICATION

De l'appareil fumigatoire à bord des petits bâtiments de mer, etc.

On sait qu'un petit vaisseau est un cloaque flottant où sont réunis tous les éléments d'infection : telles sont les déjections de la sentine, la putréfaction de l'eau, ses exhalaisons, les avaries des salaisons, la fusion des matières résineuses. Le fourneau ventilateur de Cook a été rejeté comme peu économique et très-dangereux. L'appareil fumigatoire est utile dans un seul cas, celui d'invasion de maladie contagieuse à bord d'un petit bâtiment de mer.

TRANSMISSION D'AIR

Par voie mécanique, appliquée à l'enlèvement des asphyxiés.

Les sciences modernes enrichies de faits nombreux, soumises aux lois de l'analyse, aux règles du calcul, ont acquis un nouveau degré d'intérêt, étant dirigées vers les secours nécessaires aux malheureux.

Les caractères d'asphyxies ont été déterminés

par des expériences comparatives, les traitements à suivre sont indiqués dans les instructions publiées annuellement par l'autorité administrative; le système des secours n'est pas complet ; il nous manque un procédé pour enlever les asphyxiés par l'acide carbonique. Les êtres généreux, qui vont se plonger dans une sphère irrespirable, sont exposés à partager le sort des victimes qu'ils veulent sauver.

L'emploi de l'eau de chaux , celui des grands soufflets terminés par des tuyaux, offrent des obstacles insurmontables dans la pratique.

Comment, au milieu du péril, pourvoir à la sûreté des personnes qui se dévouent ? Comment leur procurer la facilité de respirer pendant la durée des secours ? Plusieurs moyens se présentent naturellement à l'esprit : sans doute on peut emporter une provision d'air atmosphérique , en le comprimant dans un réservoir ; mais en calculant toutes les difficultés d'exécution , on est forcé de rejeter cette conception.

Des essais nombreux m'ont prouvé qu'il était facile d'obtenir promptement, et pendant l'administration des secours , une quantité suffisante de gaz oxigène dégagé du muriate sur-oxigéné de potasse. Ce succès ne m'a point séduit ; l'expérience, qui rectifie tout, m'a appris qu'il fallait employer cet air pur artificiel avec beaucoup de discernement, et sur l'avis des médecins.

L'oxigène, mêlé avec l'air commun dans la proportion d'un dixième, produit le bien-être, augmente l'intensité de la force vitale; si la quantité augmente, l'oxigène produit la fièvre, des excitations violentes. On sait que cet air pur détruit le diamant, les matières les plus réfractaires; quels ravages, quels désordres ne doit-il pas produire sur l'organe délicat de la respiration!

L'air atmosphérique suffit pour communiquer au sang la couleur vermeille, brillante, qui le rend plus léger, plus écumeux, et qui constitue la vie.

D'après les lois propres à notre espèce, l'air vital est uni à l'azote, comme à un températeur nécessaire. L'azote est destiné à modérer l'énergie de l'air vital, de même que l'eau sert à diminuer la force des liqueurs spiritueuses; on ne peut détruire cette économie sans altérer la constitution humaine.

Dans ces moments urgents et critiques on est réduit à employer la compression pour transmettre l'air atmosphérique aux personnes courageuses qui enlèvent les victimes. Mais les difficultés s'accroissent de plus en plus. Comment un homme, entièrement occupé de descendre l'échelle et de manœuvrer, peut-il faire usage de ses bras pour agiter un soufflet, et communiquer l'air à travers un long tuyau? Comment transporter et utiliser un semblable appareil? J'ai applani les obstacles en considérant que cet air peut être transmis par voie mécanique, par un agent qui opère en vertu d'une puissance qui lui est propre, de manière à ne point embarrasser l'ouvrier chargé de fournir à la respiration de celui qui va chercher la victime.

Expérience.

Supposons qu'un asphyxié soit étendu au fond d'un puits de 30 mètres de profondeur, et que la sphère irrespirable ait un diamètre de 10 mètres. Le premier ouvrier qui descend pour enlever le cadavre, est muni d'un tuyau à deux branches; l'une est dirigée vers une petite lanterne, l'autre vers la bouche. Ce tuyau est fixé à une ceinture. Un second ouvrier le suit le long de l'échelle; il porte sur le dos un soufflet carré, fixé dans un châssis et des coulisses en bois; le soufflet est terminé à la base par un tuyau de 30 mètres de longueur, et dont l'extrémité communique avec celui qui veut enlever l'asphyxié; avant de mettre ce soufflet en jeu, l'ouvrier chargé du réservoir, s'assure qu'il est dans une sphère respirable par la présence de la flamme d'une bougie; il se cramponne à l'échelle et prend une position assurée au moyen d'un crochet en fer. Il élève le soufflet placé sur le dos en tirant en avant et à-la-fois deux cordons placés sur deux tringles terminées par des poulies. La table surchargée d'un poids d'un kilogramme s'abaisse lentement ; l'air comprimé, chassé dans le tuyau, fournit abondamment à la respiration et à l'entretien de la lumière de celui qui enlève la victime ; comme le jeu du soufflet peut durer pendant 30 secondes, l'ouvrier qui le porte peut facilement monter, descendre. Le poids de l'appareil qui n'excède pas 10 kilogrammes, et qui d'ailleurs est partagé par l'ouvrier qui est descendu le premier, n'est point embarrassant. Cette expérience simple, décisive, a été répétée à Orléans, en présence des autorités constituées, et devant une assemblée nombreuse et distinguée. Un procès-verbal, rédigé dans le sens le plus favorable par des commissaires nommés à cet effet, a été envoyé au gouvernement.

Explication de la figure 3, planche II.

A. Asphyxié, étendu au fond d'un puits.

B. Premier ouvrier descendu pour enlever l'asphyxié. A sa ceinture est fixé un tuyau à deux issues : l'une est dirigée vers une petite lanterne, l'autre vers sa bouche.

CC. Tuyau pour transmettre l'air nécessaire à l'entretien de la respiration et de la lumière du premier ouvrier.

D. Deuxième ouvrier suivant les mouvements du premier. Il descend l'échelle ; il porte sur le dos un soufflet qui s'abaisse par l'effet d'un poids ajouté à celui de la table , ou par le jeu de petits soufflets mus par un ressort vigoureux.

Explication de la figure 4 , planche I.

A. Châssis en bois, coulisses.
B. Soufflet contenant 25 décimètres cubes.
C. Table supérieure.
D. Tringles et poulies.
EE. Cordons destinés à être tirés en avant par l'ouvrier D de la fig. 1 , avec un effort de 4 kilogrammes.

EXTRAIT DU PROCÈS-VERBAL

DES PREMIÈRES EXPÉRIENCES.

La commission résume et conclut que le moyen proposé par M. Brizé-Fradin, pour pénétrer dans des lieux d'une profondeur déterminée, s'isoler de la sphère délétère et enlever les asphyxiés, doit obtenir des éloges justement mérités.

Signé au procès-verbal, Fouré,
secrétaire.

Cette décision a été depuis confirmée par l'avis d'une commission particulière nommée par S. Exc. le Ministre de l'intérieur.

Puisse cette courte dissertation, renfermant

quelques idées utiles, préparer la bienveillance
en faveur d'un travail plus vaste, plus pénible,
entrepris depuis long-temps, dans des vues de
bien public, et prêt à paraître.

NOUVELLE NOMENCLATURE CHIMIQUE.

Acide muriatique . . . . *Hydro-chlorique.*
Acide muriatique oxigéné ga-
zeux . . . . *Chlore.*
Hydrogène sulfuré . . . . *Acide hydro-sulfurique.*
Ammoniaque liquide . . . . . *Hydrogène azoté.*

Table pour la réduction des anciennes mesures.

Mètre . . . . $=$	5 pieds	11 lignes	$\frac{44}{100}$.
Décimètre	0	44	$\frac{1}{3}$.
Centimètre	0	4	$\frac{4}{9}$.
Kilogramme . .	32 onces	5 gros	49 grains.
Gramme	0	0	18 $\frac{84}{100}$.

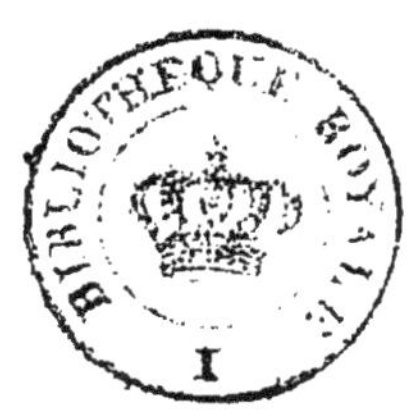

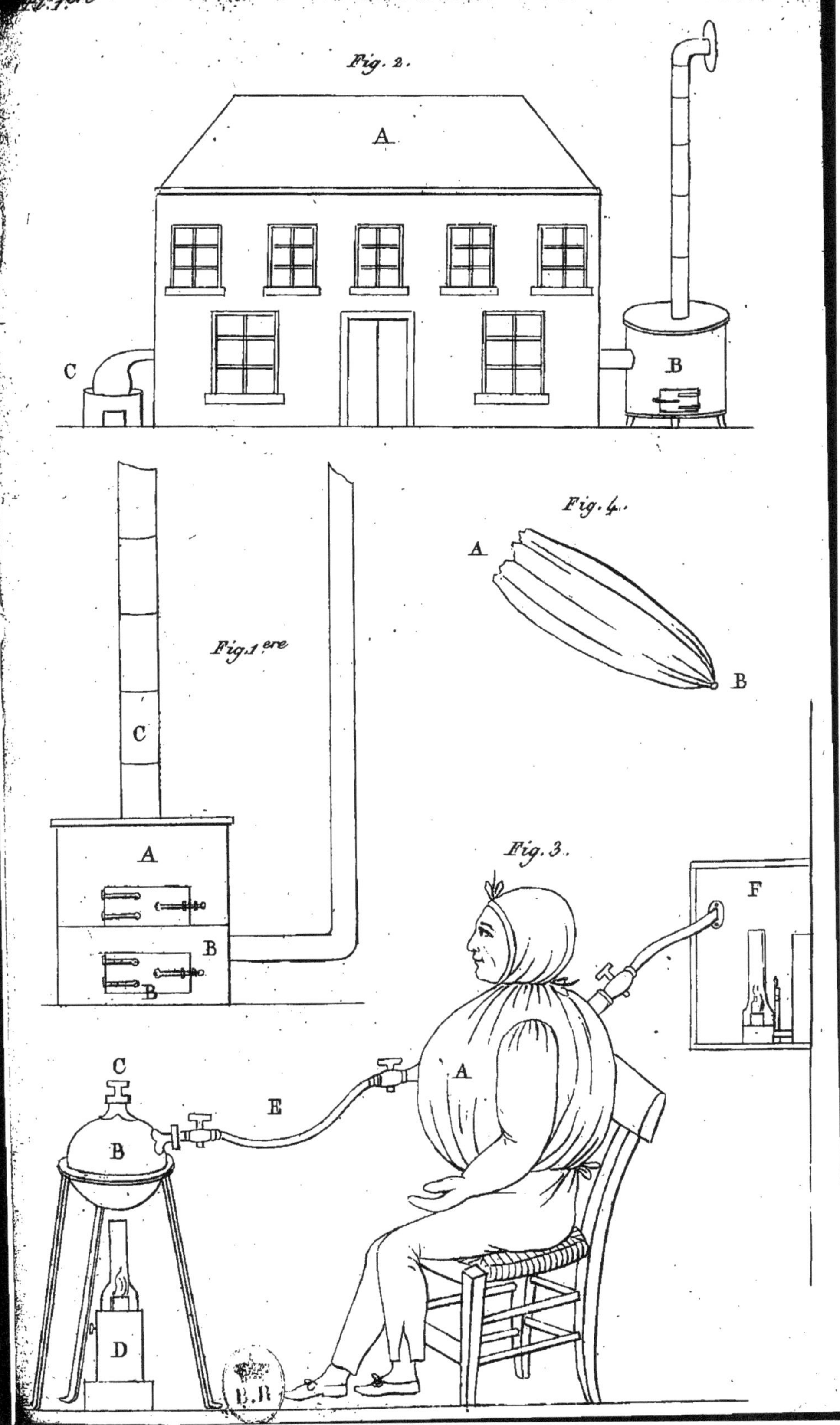

Fig. 2.
A
C
B
Fig. 4.
A
B
Fig. 1.ere
C
A
B
B
Fig. 3.
F
A
C
B
E
A
D
B.R

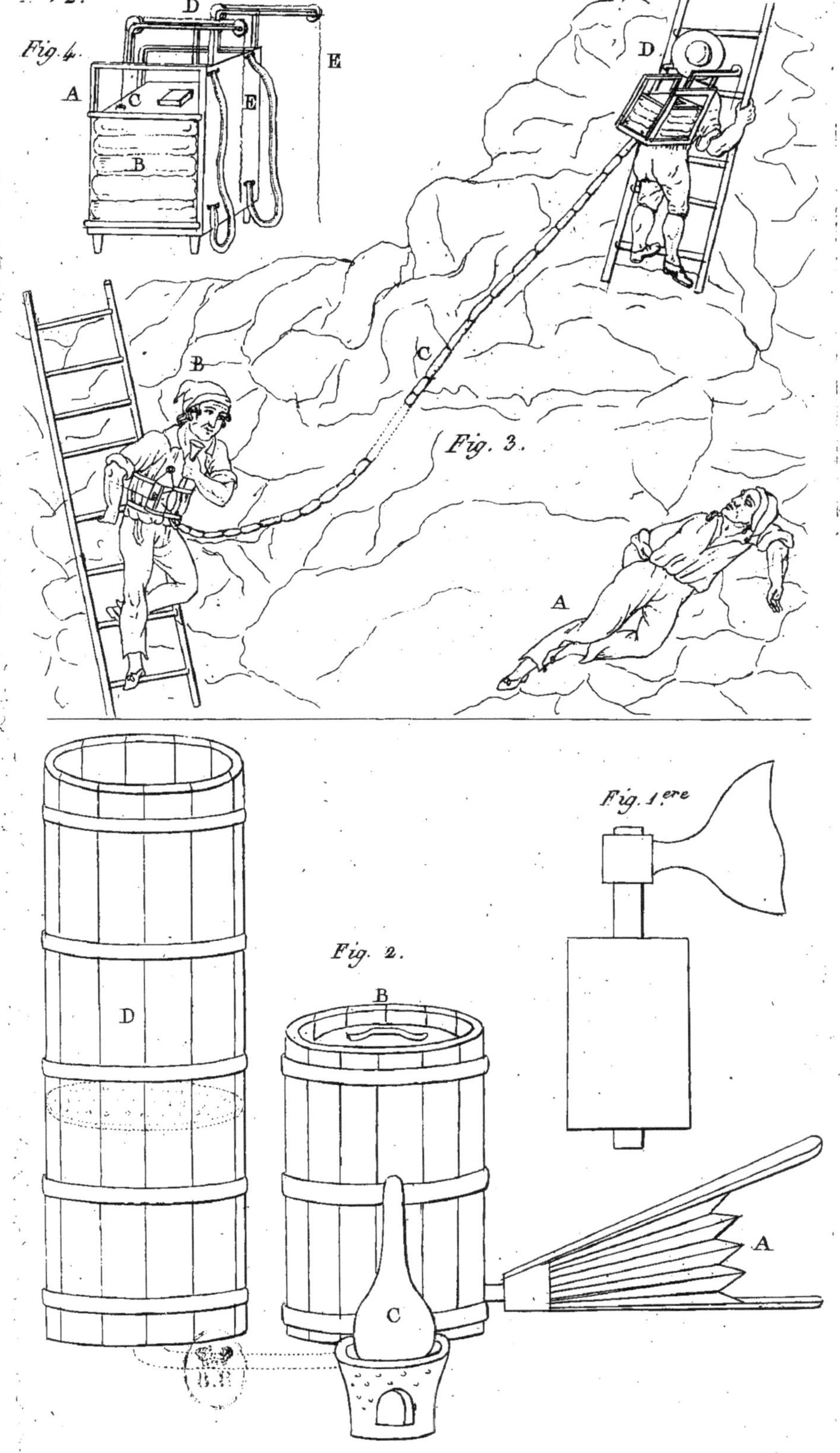

2.
Fig. 4.
A
C
B
D
E
E
D
Fig. 3.
B
C
A
Fig. 1.ere
Fig. 2.
B
D
C
A